BEI GRIN MACHT SICH IHR WISSEN BEZAHLT

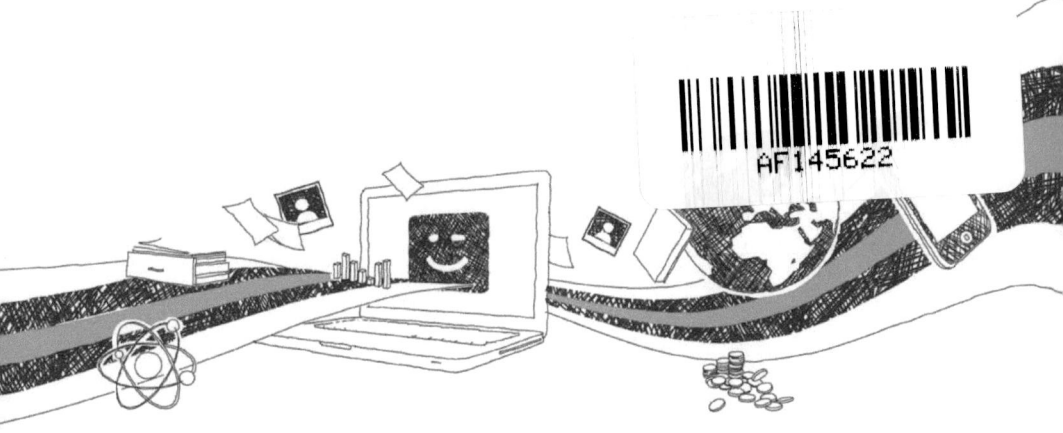

- Wir veröffentlichen Ihre Hausarbeit,
  Bachelor- und Masterarbeit

- Ihr eigenes eBook und Buch -
  weltweit in allen wichtigen Shops

- Verdienen Sie an jedem Verkauf

Jetzt bei www.GRIN.com hochladen
und kostenlos publizieren

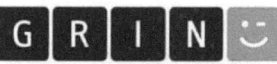

Bibliografische Information der Deutschen Nationalbibliothek:

Die Deutsche Bibliothek verzeichnet diese Publikation in der Deutschen National-bibliografie; detaillierte bibliografische Daten sind im Internet über http://dnb.d-nb.de/ abrufbar.

Dieses Werk sowie alle darin enthaltenen einzelnen Beiträge und Abbildungen sind urheberrechtlich geschützt. Jede Verwertung, die nicht ausdrücklich vom Urheberrechtsschutz zugelassen ist, bedarf der vorherigen Zustimmung des Verla-ges. Das gilt insbesondere für Vervielfältigungen, Bearbeitungen, Übersetzungen, Mikroverfilmungen, Auswertungen durch Datenbanken und für die Einspeicherung und Verarbeitung in elektronische Systeme. Alle Rechte, auch die des auszugsweisen Nachdrucks, der fotomechanischen Wiedergabe (einschließlich Mikrokopie) sowie der Auswertung durch Datenbanken oder ähnliche Einrichtungen, vorbehalten.

Impressum:

Copyright © 2018 GRIN Verlag
Druck und Bindung: Books on Demand GmbH, Norderstedt Germany
ISBN: 9783668892200

Dieses Buch bei GRIN:

https://www.grin.com/document/456306

Mathis Steingießer

Maligne Hyperthermie. Der Weg von der In-Vitro- zur In-Vivo-Diagnostik

GRIN Verlag

GRIN - Your knowledge has value

Der GRIN Verlag publiziert seit 1998 wissenschaftliche Arbeiten von Studenten, Hochschullehrern und anderen Akademikern als eBook und gedrucktes Buch. Die Verlagswebsite www.grin.com ist die ideale Plattform zur Veröffentlichung von Hausarbeiten, Abschlussarbeiten, wissenschaftlichen Aufsätzen, Dissertationen und Fachbüchern.

Besuchen Sie uns im Internet:

http://www.grin.com/

http://www.facebook.com/grincom

http://www.twitter.com/grin_com

Steingießer, Mathis

<u>Maligne Hyperthermie</u>

Der Weg von der In-Vitro- zur In-Vivo-Diagnostik

Hausarbeit

im Seminar *Anästhesie/ Schmerzmedizin*

Im Studiengang *(B.Sc.) Medizinische Assistenz – Chirurgie*

Fliedner Fachhochschule Düsseldorf

Düsseldorf, 26.09.2018

Inhaltsverzeichnis

1. Einleitung

Die Maligne Hyperthermie (im Folgenden abgekürzt mit MH) kann die Mitarbeiter der Anästhesie und Intensivmedizin in ihrer fulminanten Verlaufsform, auch vor dem Hintergrund einer guten Studienlage, nach wie vor vor eine große Herausforderung stellen. Nicht nur die schnelle Deutung und Behandlung der Symptome, sondern auch ein prophylaktischer Umgang mit möglicherweise MH-prädisponierten Patienten ist für das weitere Patientenoutcome von essentieller Bedeutung.

Diese Hausarbeit wird sich mit der zentralen Fragestellung beschäftigen, ob die bereits etablierte und gängige Methode der Ultraschall-Elastographie (von nun an mit USE abgekürzt) auch bei der Diagnosestellung einer MH von vorteilhafter Rolle sein könnte und eine Eingliederung bis hin zur Festigung der USE als Goldstandard möglich ist. Aus dieser Fragestellung ergibt sich meine Hypothese, dass die USE mit ihren Vorteilen den bislang gängigen In-Vitro-Kontraktur-Test (von nun an mit IVKT abgekürzt) ablösen und eine Diagnose vereinfachen könnte, ohne dabei jedoch eine Gefährdung des Patienten, durch Nicht-Erkennen der MH-Erkrankung, zu provozieren.

Den Leser erwarten 6 Kapitel, in denen zu Beginn eine Einleitung mit Zahlen und Fakten der MH-Erkrankung gegeben wird.

Anschließend folgt eine Erläuterung der bislang gängigen Methoden zur Erkennung einer MH mit Einbezug des IVKTs als Goldstandardmethode der Diagnosestellung. Im darauffolgenden Kapitel wird die USE hinsichtlich ihrer jungen Studienlage vorgestellt und anschließend bezüglich des Studienaufbaus kritisch hinterfragt. Nachfolgend wird zur weiteren Verständniserklärung die USE in ihrer derzeitigen Anwendung vorgestellt.

Das letzte Kapitel des Hauptteils setzt sich mit einer Diskussion des Autors dieser Hausarbeit auseinander, in welcher abgewogen wird, ob es nach dem momentanen Forschungsstand dieser Studie möglich wäre, die USE zu etablieren und welche Vor- und Nachteile dies im Gegensatz zu dem IVKT mit sich bringen würde. Im Schlussteil werden alle bisherigen Ergebnisse zusammengefasst und die eingangs genannte Fragestellung und Hypothese beantwortet. Enden wird diese Arbeit mit einer alphabetischen Auflistung aller Quellen im Literaturverzeichnis und einer Ehrenerklärung.

2. Ein Überblick des Erkrankungsbildes

Dieses Kapitel soll dem Leser eine kurze Übersicht über das Erkrankungsbild der Malignen Hyperthermie (ab jetzt als MH abgekürzt) geben und über die Ursachen, Epidemiologie sowie die Pathophysiologie aufklären.

2.1. Ätiologie

Auch wenn es sich bei der MH um ein noch nicht vollständig erforschtes Erkrankungsbild handelt, lässt der jetzige Zeitpunkt der Forschung bereits tiefe Einblicke zu.

So zählen zu den möglichen auslösenden Faktoren bei einer nicht-triggerfreien Anästhesie die „(…)Inhalationsanästhetiker vom Typ der halogenierten Kohlenwasserstoffe (Halothan, Enfluran, Isofluran, Sevofluran, Desfluran) sowie depolarisierende Muskelrelaxanzien (Succinylocholin)" und Koffein.[1]

Aber auch Stress des Patienten kann im weiteren Verlauf möglicherweise für ein solches Beschwerdebild sorgen.[2]

Zudem handelt es sich bei der MH um eine autosomal-dominante Vererbung, bei dessen isolierten Gendefekt in den meisten Fällen die Mutation des Ryanodin-Rezeptors vorliegt, der normalerweise für einen balancierten Einstrom von Kalzium in die Muskulatur zuständig ist.[3]

2.2. Epidemiologie

Dass es sich bei der MH um ein extrem seltenes, genetisch bedingtes Krankheitsbild handelt, zeigen die Zahlen der Epidemiologie.

Hierbei wird die MH zum jetzigen Zeitpunkt mit einer Prävalenz einer genetischen Disposition von etwa 1:10.000, bzw. die Häufigkeit einer schweren MH-Krise während der Anästhesie mit einer Wahrscheinlichkeit von etwa 1:250.000 bis 1:500.000 angegeben.

Diese Daten beziehen sich auf eine Auswertung in Deutschland.[4]

---

[1] s.: Striebel H.W. (2014): Die Anästhesie - Band 1. Stuttgart: Schattauer GmbH, 3. Auflage.
[2] vgl.: Ebd.
[3] vgl.: Miamed Amboss (09.04.2018): Maligne Hyperthermie: https://www.amboss.com/de/library#xid=sg0t92&anker=Z2406861dabf177d5a68e05cf7c391d0d, abgerufen am 20.09.2018
[4] vgl.: Ebd.

2.3. Pathophysiologie

Da bezüglich der MH - trotz moderner Wissenschaft - noch einige Fragen ungeklärt sind, kann mittlerweile davon ausgegangen werden, dass hinter dem Pathomechanismus einer akuten Krise, die unregulierte Entgleisung des Calciumhaushaltes der Muskulatur steht, die durch die bereits genannten Substanzen getriggert werden kann.

Hierbei kommt es zum Hypermetabolismus sowie zu einer stark erhöhten Muskelrigität, die durch den unkontrollierten Ca-Einstrom in die Muskulatur bedingt sind und unbehandelt in einer massiven Hyperthermie und Kreislaufversagen enden. [5]

Auch wenn die Hyperthermie hier als Namensgeber steht, darf nicht vergessen werden, dass es sich bei den systemischen Überhitzungszeichen um ein Spätsymptom der Entgleisung handelt.[6]

Der Hypermetabolismus führt im weiteren Verlauf zu einem gesteigerten ATP-Bedarf der Zellen, der ab einem bestimmten Zeitpunkt jedoch auf physiologische Weise nicht mehr gedeckt werden kann und Zellschädigungen hervorruft.[7]

Auch wenn Patienten mit einer MH-Disposition im Alltag oft asymptomatisch bleiben, sind die letalen Spätfolgen, im unbehandelten Fall, Herzrhythmusstörungen, Elektrolytentgleisung, die disseminierte intravasale Gerinnung und das Nierenversagen.[8]

Die hieraus folgende Letalität liegt bei ca. 75%.

[5]vgl.: Striebel H.W. (2009): Anästhesie, Intensivmedizin, Notfallmedizin. Stuttgart: Schattauer GmbH, 8. Auflage.
[6]vgl.: Ebd.
[7]vgl.: L. Töpfer, T. Helfen, A. Remus (2014): Kurzlehrbuch Anästhesie, Intensivmedizin, Notfallmedizin, Schmerztherapie. München: Elsevier GmbH, 1. Auflage.
[8]vgl.: W. Klingler et al. (2016): Maligne Hyperthermie und assoziierte Erkrankungen in der Anästhesie und Intensivmedizin. Stuttgart: Thieme GmbH.

3. Diagnostikschritte zur Erkennung einer MH

Da es sich bei der MH in der fulminanten Phase um eine Erkrankung mit einem breiten Spektrum an Symptomen handelt, ist es von äußerster Wichtigkeit, diese in ihrer Summe zu einem frühestmöglichen Zeitpunkt zu erkennen und einzuordnen. Das folgende Kapitel beleuchtet die notwendigen Schritte zur Erkennung einer MH-Krise nach der aktualisierten Leitlinie der Deutschen Gesellschaft für Anästhesie und Intensivmedizin (DGAI)[9] sowie den *Clinical Grading Score mod. nach Green -Larach et al.* aus dem Jahre 1994.[10]

3.1. Frühsymptome

Zu den Frühsymptomen zählen hierbei, provoziert durch die Elektrolytentgleisung, Herzrhythmusstörungen, die von Tachykardien bis hin zu ventrikulären Arrhythmien reichen können. Aus der Steigerung der Sympathikus-Aktivität resultierend, kann es ebenfalls zu instabilen Blutdruckzuständen kommen.

Neben der kardiovaskulären Symptomatik, kommt es zu einem „raschen[n; A.T.] Anstieg der endtidalen CO_2- Konzentration bei unveränderten Beatmungsbedingungen aufgrund exzessiver CO_2-Produktion".[11] Um der entstandenen metabolischen Azidose entgegenzuwirken, zeigt sich ein spontanatmender Patienten tachypnoeisch (Hyperventilation).

Als letzte wichtige Symptomatik, welche ebenfalls entscheidend für die Diagnosestellung ist, kennzeichnet sich eine generalisierte Muskelrigidität und ein, unmittelbar nach Gabe der Triggersubstanz Succinylcholin, eintretender Masseterspaßmus. [12]

3.2. Spätsymptome

Auch wenn ein unmittelbares Handeln bei Erkennung der oben genannten Symptome von äußerster Relevanz für ein positives Patientenoutcome ist, umfasst das Bild der MH zudem Symptome, die sich erst im weiteren Verlauf entwickeln können und unbehandelt zu Organkomplikationen führen.

Eines dieser Symptome stellt die Hyperthermie dar.

Wenngleich es sich hierbei um eine langsame Entwicklung handelt, kann es bei einer

---

[9] vgl.: W. Klingler et al. (2018): DGAI S1-Leitlinie: Therapie der malignen Hyperthermie – Revidierte Version. Aktiv Druck und Verlag GmbH.
[10] vgl.: W. Klingler et al. (2016): Maligne Hyperthermie und assoziierte Erkrankungen in der Anästhesie und Intensivmedizin. Stuttgart: Thieme GmbH.
[11] s.: W. Klingler et al. (2018): DGAI S1-Leitlinie: Therapie der malignen Hyperthermie – Revidierte Version. Aktiv Druck und Verlag GmbH.
[12] vgl.: Ebd.

ausgewachsenen, bis dato nicht ausreichend behandelten MH zu einer Temperaturzunahme von bis zu 1 °C pro 5 Minuten kommen.

Weiterhin droht durch die massiv gesteigerte Muskelarbeit ein enorm erhöhter p02-Verbrauch und eine resultierende Zyanose.

Ebenfalls kann sich die Frühsymptomatik der Herzrhythmusstörungen weiterhin verschlechtern und im Herz-Kreislauf-Stillstand enden.

Neben den genannten Krisen können, zusätzlich zu Schädigungen des Herzens, auch weitere Organe Schaden nehmen. [13]

So ist ein „(…) akutes Nierenversagen, (…) pulmonale Funktionsstörungen sowie [das Auftreten von; A.T.] neurologischen Komplikationen [möglich; A.T.].“[14]

3.3. Grading-Score nach Green-Larach

Der Wahrscheinlichkeits-Score nach Larach bietet dem behandelnden Arzt und/oder der Pflege neben den aufgelisteten Früh- und Spätsymptomen, die wiederum zunächst als solche gedeutet werden müssen, die Möglichkeit einer situativen Einschätzung durch eine Punktevergabe, ähnlich der des Glasgow-Coma-Scales oder anderen „Krisen-Skalen“ zur Patienteneinschätzung.

Die Larach-Skala ist in sechs Prozesse eingeteilt; Muskelrigidität, Rhabdomyolyse, Azidose, Hyperthermie, kardiale Symptomatik und Sonstiges, bspw. rasch reversible Symptomatik durch Dantrolen und eine positive Familienanamnese für MH.

Jeder dieser Prozesse ist mit einer bestimmten Punktezahl versehen, die zur Summenbildung bei Zutreffen des jeweiligen Prozesses genutzt wird.

Als Beispiel: Die Muskelrigidität wird mit 15 Punkten bewertet, eine Azidose fällt ebenfalls mit 15 Punkten ins Gewicht.

Sollten die übrigen vier Prozesse negativ ausfallen, beträgt die Gesamtpunktzahl 30 Punkte. Wenn nun die Summe der positiv zutreffenden Prozesse die 35 Punkte-Marke überschreitet, ist eine MH-Krise als sehr wahrscheinlich einzustufen. [15]

Eine Unterschreitung, wie es in diesem Beispiel der Fall war, zeigt jedoch nicht, dass eine MH komplett auszuschließen ist.

Es erfolgt lediglich die Einstufung als „unwahrscheinlich“, was jedoch keine Beendigung der weiteren Diagnostik in Richtung einer möglichen MH-Krise bedeutet, da die MH auch eine abgewandelte Symptomatik annehmen kann – in der Literatur als „Klinisches Chamäleon“

---

[13] vgl.: W. Klingler et al. (2018): DGAI S1-Leitlinie: Therapie der malignen Hyperthermie – Revidierte Version. Aktiv Druck und Verlag GmbH.
[14] s.: Ebd.
[15] vgl.: W. Klingler et al. (2016): Maligne Hyperthermie und assoziierte Erkrankungen in der Anästhesie und Intensivmedizin. Stuttgart: Thieme GmbH.

aufgeführt.[16]

3.4. Diagnostik bei Verdacht auf MH-Prädisposition – der IVKT als bisheriger Goldstandard

Anders als bei den genannten Methoden zur Erkennung einer akuten MH-Krise, kann bereits während der Anamnese eine mögliche familiäre Prädisposition, bekannte Muskelerkrankungen oder ungewöhnliche Temperaturerhöhungen erfragt werden und so ein Verdacht der MH geäußert werden.

Sollte ein solches präoperatives Anamnese-Gespräch wegweisende Anhaltspunkte liefern, ist der sog. **In-Vitro-Kontrakturtest (IVKT)** das Mittel der Wahl zur weiteren Diagnosestellung, da sich diese Methode bereits in vielen Studien mit einer Sensitivität von 99 % und einer Spezifität von 93,6 % beweisen konnte.[17]

Bei diesem Test wird eine Muskelbiopsat des Patienten entnommen, „(…) einer steigenden Halothan-,[Ryanodin-,[18] ;A.T.] bzw. Coffeinkonzentration ausgesetzt(.)"[19] und auf eine Kontraktionssymptomatik hin untersucht.[20]

Der IVKT bietet sich für Kinder ab vier Jahren an, sollte jedoch bei Kindern unter zehn Jahren nicht durchgeführt werden, wenn es keine relevante Indikationsstellung gibt. Zudem ist es möglich, dass durch die Labore ein Mindestgewicht des Patienten für die Untersuchung festgelegt wird.[21]

Nach Entnahme des Muskelbiopsats am M. quadriceps femoris unter lokaler oder triggerfreier Allgemeinanästhesie, sollte die Muskelprobe innerhalb von 15 Minuten in den Laboratorien für die weiteren Schritte des IVKTs abgeliefert werden.[22]

Ein weiteres wichtiges Merkmal dieses Diagnostikverfahrens beruht darin, dass zwischen stattgefundener MH-Krise und der Entnahme eines Muskelbiopsats mindestens drei Monate vergehen müssen und eine Früherkennung praktisch unmöglich ist.

Grund hierfür ist der erhöhte Anteil von Muskelabbauprodukten, wie bspw. Creatinkenase, die während der Rhabdomyolyse anfallen und so zu einer ungenauen Validität des Tests führen würden.

Zudem muss der Muskel nach einer stattgefundenen und mit Dantrolen behandelten MH eben dieses Medikament eliminieren, da es auch in diesem Fall zu möglicherweise falschen

---

[16]vgl.: Striebel H.W. (2014): Die Anästhesie - Band 1. Stuttgart: Schattauer GmbH, 3. Auflage.
[17]vgl.: Ebd.
[18]vgl.: Ebd.
[19]s.: Ebd.
[20]vgl.: Ebd.
[21]vgl.: P. M. Hopkins et al. (2015): European Malignant Hyperthermia Group guidelines for investigations of malignant hyperthermia susceptibility: the British Journal of Anaesthesia
[22] vgl.: Ebd.

Untersuchungsergebnissen des IVKTs kommen kann.[23]

Neben des IVKTs steht noch die Möglichkeit, bei einer anamnestischen MH-Verdachtsäußerung, einen **Kreatinkenase**-Test durchzuführen, der bei „(…) ca. 60 % der Blutsverwandten eines MH-Patienten [positiv ausfällt; A.T.]"[24]. Jedoch auch bei einem negativen Ergebnis kann ein Ausschluss einer MHS (MH-susceptible = gesicherte MH-Anlage)[25] nicht garantiert werden. Zudem weist dieser Test eine geringe Sensitivität auf.[26]

---

[23]vgl.: W. Klingler et al. (2016): Maligne Hyperthermie und assoziierte Erkrankungen in der Anästhesie und Intensivmedizin. Stuttgart: Thieme GmbH.
[24]s.: Striebel H.W. (2014): Die Anästhesie - Band 1. Stuttgart: Schattauer GmbH, 3. Auflage.
[25]vgl.: Ebd.
[26]vgl.: Ebd.

4. Ultraschall-Elastographie (USE) zur Echtzeiterkennung einer MH - Die Studie

Bevor sich die Arbeit dem Thema der USE-Methode widmet, an dieser Stelle eine kurze Zusammenfassung aller relevanten Ergebnisse:

- Die Methode der Wahl (IVKT) zur endgültigen Diagnosestellung einer MH kann erst ca. 3 Monate nach stattgefundener MH-Krise angewendet werden.
- Andere Methoden zur Erkennung der Früh- und Spätsymptomen der MH liegen im persönlichen Wissens-, bzw. Erfahrungsschatz des Personals.
- Ein Echtzeitdiagnostik-Verfahren ist bis zu diesem Zeitpunkt noch nicht etabliert.

Es folgt die Vorstellung der Pilotstudie „Ultrasound Elastography for Rapid, Real-time Detection of Localized Muscular Reaction in Malignant Hyperthermia-susceptible Pigs"[27] mit anschließender kritischer Bewertung zur weiteren Auseinandersetzung in dieser Hausarbeit.

4.1. Studienwiedergabe

Die Studie „ Ultrasound Elastography for Rapid, Real-time Detection of Localized Muscular Reaction in Malignant Hyperthermia-susceptible Pigs" wurde Anfang September 2018 von einer Forschungsgruppe der Universitätsklinik Würzburg unter Leitung von Dr. med. Johannsen, Facharzt für Anästhesiologie[28], publiziert.

Die **Einführung** der Studie berichtet über die Hintergründe der Malignen Hyperthermie. Hierbei wird die Wichtigkeit einer Diagnose vor dem Hintergrund dieser Erkrankung dargelegt, da erst bei der Zufuhr von Triggersubstanzen wie verdampften Anästhetikern (bswp. Ethern, Halothan oder Enfluran) oder der Substanz Succinylcholin, die MH in seiner manifesten Form in der Durchführung der Anästhesie symptomatisch wird.[29]

Die genetische Prävalenz der MH liegt hierbei jedoch deutlich unter der Anzahl des Auftretens einer MH-Krise in der Bevölkerung mit einer Wahrscheinlichkeit von 1:20000 (s. Kapitel 2.2. „Epidemiologie").

Auch wenn es neben dem Goldstandard des IVKTs noch die Möglichkeit einer genetischen Untersuchung, für der Bestätigung einer Prädisposition der Mutation des Ryanodin- bzw. Dihydropyrin-Rezeptors, gibt, ist mit dieser Methode keine genaue Aussagekraft bezüglich einer MH-Anfälligkeit möglich.[30]

---

[27] vgl.: Johannsen S; Türkmeneli I; Isbary S; Roewer N; Schuster F (2018): Ultrasound Elastography for Rapid, Real-time Detection of Localized Muscular Reaction in Malignant Hyperthermia-susceptible Pigs, doi: 10.1097/ALN.0000000000002424
[28] vgl.: Universitätsklinikum Würzburg: Kontaktdetails: https://www.ukw.de/kontaktdetailseite/name/johannsen-stephan/
[29] vgl.: Striebel H.W. (2014): Die Anästhesie - Band 1. Stuttgart: Schattauer GmbH, 3. Auflage.
[30] vgl.: Johannsen S; Türkmeneli I; Isbary S; Roewer N; Schuster F (2018): Ultrasound Elastography for Rapid, Real-time Detection of Localized Muscular Reaction in Malignant Hyperthermia-susceptible Pigs, doi: 10.1097/ALN.0000000000002424

Als **Motivation** dieser Studie diente, im Umkehrschluss zur bisherigen Erkenntnis, die weitere Suche nach einer schnelleren und weniger invasiven Methode, als es im bisherigen IVKT der Fall ist.

Auch wenn es in vorrangegangenen Studien bereits den Versuch eines In-**Vivo**-Kontraktur-Tests gegeben hat, so die Wissenschaftler, ergab sich hierbei die Schwierigkeit in seiner Umsetzbarkeit.

In der genannten Pilotstudie wurde Schweinen und Menschen mittels einer i.m. -Injektion eine geringe Menge der Triggersubstanz (Halothan, Koffein) verabreicht und der daraufhin folgende Anstieg des lokalen Laktatspiegels mittels Mikrodialysesonden festgehalten.

Auch wenn eine gute Spezifität bzw. Sensitivität mit dieser Studie erreicht werden konnte, waren die Ausschlusskriterien einer weiteren klinischen Anwendung u.a. der Zeitaufwand (60 Minuten Ruhigstellung des zu untersuchenden Muskels nach Injektion) und der aufwendige Testaufbau.

Hieraus ergab sich die Erkenntnisgewinnung, dass es sich bei der genannten Methode um keine ideale Anwendung am Patientenbett im Alltagsgebrauch handelt.[31]

Während der weiteren Suche einer neuen Möglichkeit der MH-Diagnostik, entwickelte sich an anderer Stelle die Technik der Ultraschallmethodik weiter und eröffnete dem Würzburger Studienteam neue Möglichkeiten und die Fragestellung, ob es möglicherweise zu einer Umsetzung der Ultraschall-Elastographie-Methode für die Visualisierung der lokalen Muskelkontraktilität bei MH geben könnte.

Die genannte USE-Methode ermöglicht bereits, durch vorangegangene erfolgreiche Studien, in anderen Fachdisziplinen die quantitative Bewertung und Visualisierung der Gewebeelastizität durch die Erzeugung und Auswertung von Scherwellen.

Die etablierte Methodik ermöglicht so beispielsweise ein relativ neues Untersuchungsverfahren von Leber-, Brust-, Schilddrüsen- und Prostataerkrankungen.

Mit diesem Wissen ergab sich so die **Hypothese** der aktuellen Studie, dass die neue Methodik der USE die Reaktion von Halothan und Koffein durch regionale Muskelreaktionen (Steifigkeit) bei Schweinen mit und ohne MH-Sensitivität nachweisen könnte.[32]

[31]vgl.: Johannsen S; Türkmeneli I; Isbary S; Roewer N; Schuster F (2018): Ultrasound Elastography for Rapid, Real-time Detection of Localized Muscular Reaction in Malignant Hyperthermia-susceptible Pigs, doi: 10.1097/ALN.0000000000002424
[32]vgl.: Ebd.

Zur **Methodik** der Studie:

Für diese experimentelle Studie kam es zu einer zufälligen Auswahl von 16 Schweinen mit vorangegangener DNA-Analyse, um einen reproduzierbaren Versuchsaufbau zu gewährleisten.

Durch die genetische Analyse konnte festgehalten werden, dass es sich bei den Versuchstieren der Interventionsgruppe um neun Tiere mit einer Mutation des Ryanodinrezeptors handelte (ab jetzt als MHS abgekürzt) und sich sieben Tiere ohne Mutation des Rezeptors (ab jetzt als MHN abgekürzt) in der Kontrollgruppe befanden.

Eine genaue genetische Analyse dieser Prädisposition war wichtig, da sie auch beim Menschen für eine Unverträglichkeit gegenüber bestimmter Triggersubstanzen verantwortlich ist und die MH auslösen kann.

Im weiteren Verlauf der Studie wurde die Vollnarkose und Intubation der Versuchstiere mit einer 40 bis 50%-igen O2-Zufuhr durchgeführt. Anschließend platzierte man pro Tier zehn Mikrodialysesonden in den M. gracilis mit einem ausreichenden Abstand zwischen den Sonden.

Nach Gabe der Triggersubstanzen Halothan und Koffein wurden Proben im 15-Minuten-Takt über die Mikrodialysesonden entnommen und gleichzeitig eine Scherwellenuntersuchung (USE) des umgebenen Muskelgewebes durchgeführt.

Dies führte zu einer direkten quantitativen Messung der Gewebesteifigkeit mit gleichzeitiger Erhebung der Laktatkonzentration durch spektographische Visualisierung bei Gabe der Substanzen.

Um Messfehler zu verhindern, wurden die, in das Gewebe eingebrachten Mikrosonden, aus der Messung herausgerechnet.

Um die **Ergebnisse** der Studie auswerten zu können, erfolgt vor ihrer Präsentation eine Aufklärung darüber, dass es bei der Ergebniserhebung zu keinen Verfälschungen gekommen sei.

So gab es zwischen der Interventionsgruppe (MHS) und der Kontrollgruppe (MHN) keine Unterschiede bezüglich der biometrischen Daten der Tiere.

Sowohl hinsichtlich des Gewichts (in beiden Gruppen bei etwa 21 – 32 KG), der Vitalzeichen sowie metabolischen Parameter waren die beiden Gruppen miteinander vergleichbar.

Auch ein Einfluss der Triggersubstanzen auf die biometrischen Daten der Tiere konnte ausgeschlossen werden.[33]

[33]vgl.: Johannsen S; Türkmeneli I; Isbary S; Roewer N; Schuster F (2018): Ultrasound Elastography for Rapid, Real-time Detection of Localized Muscular Reaction in Malignant Hyperthermia-susceptible Pigs, doi: 10.1097/ALN.0000000000002424

Die Ergebnisse der Laktatmessung bei Halothan- und Koffeingabe korrelierten mit denen der zeitgleichen Messung mittels der USE.

Sowohl bei Gabe der Dosen von Halothan, als auch bei Koffein wurde nach etwa fünf Minuten die maximale Wirkung erreicht.

Die minimalen Dosisanwendungen konnten in beiden Gruppen, sowohl bei Messung des Laktatspiegels mittels Mikrodialysesonden als auch bei Auswertung durch die USE, keine Auswirkungen sichtbar machen.

Der Autor der Studie gibt an, dass es zum Ausschluss von Daten und fehlenden Werten in der Studie kam, die durch die mangelnde Bildqualität bei bestimmten Messungen und einer fehlenden Laktatmessung eines Schweines begründete wurden.[34]

In der **Diskussion** wurden schließlich die Ergebnisse evaluiert.

So wurde geschrieben, dass sich für die lokale Echtzeitmessung der pharmakologischen Muskelfaserreaktion die USE als mögliche Methode herauskristallisiert hat, da sie eine beträchtlich frühere Registrierung von intramuskulären Vorgängen als die bislang gängigen Methoden möglich macht (innerhalb von fünf Minuten).

Gegenübergesetzt benötigte die frühere Studie der Mikrodialysemessung, von Injektion der Triggersubstanzen bis zur Ergebnislieferung, etwa zwei Stunden.

Zudem konnte eine analoge Registrierung von provozierter Muskelsteifigkeit und intramuskulären metabolischen Prozessen (Laktatanstieg) festgehalten werden.

Auch der Rückblick auf bereits vorangegangene Studien, die den lokalen Laktatanstieg bei der MHS- und MHN-Gruppe nach Triggersubstanzgabe bestätigten, erhärteten das Ergebnis.

Des Weiteren wurde festgehalten, dass ein Einfluss von Halothan und Koffein auf die Vital- oder systemischen Stoffwechselparameter der Versuchstiere ausgeschlossen werden konnte.[35]

Um eine Indifferenz der chirurgisch eingebrachten Sonden zu vermeiden, wurde ein bestimmter Mindestabstand und ein Messfeld ausgewählt, welche Störungen der Messung durch Sonden oder Katheter ausschlossen.

Für die Aussicht auf noch folgende Studien zu diesem Pilotprojekt wird angegeben, dass es von Vorteil sein könnte, eine Nutzung von kleineren und weicheren Katethern zur Injektion zu wählen.

Die Aussage über die Notwendigkeit weiterer Studien untermauert Johannsen et al. mit dem Vorhandensein kleinerer Artefakte, die innerhalb der Messung der Interventions- und

---

[34]vgl.: Johannsen S; Türkmeneli I; Isbary S; Roewer N; Schuster F (2018): Ultrasound Elastography for Rapid, Real-time Detection of Localized Muscular Reaction in Malignant Hyperthermia-susceptible Pigs, doi: 10.1097/ALN.0000000000002424
[35]vgl.: Ebd.

Kontrollgruppe auftraten. [36]

Auch die vorangegangene chirurgische Exploration des zu untersuchenden Muskels zeigte im Endeffekt keine Vorteile auf, da Haut und Unterhautgewebe keine Auswirkungen auf die Messergebnisse der USE haben würden.

Ebenfalls bestehe zum jetzigen Zeitpunkt noch keine Klarheit darüber, ob die Skelettmuskeleigenschaften der Schweine mit denen von Menschen übereinstimmen.

Dies müsse in Studien mit dem bisherigen Goldstandardverfahren des IVKTs weiterhin verglichen werden.

Sollten Folgestudien zur Neubewertung der Ergebnisse die genannten Verbesserungsvorschläge beinhalten und zu einem positiven Ergebnis führen, könnte dies den Weg der USE zur Echtzeitdiagnostik von MH ebnen und die mögliche Etablierung der USE als ein neues Echtzeit-Diagnoseverfahren bedeuten. [37]

4.2. Kritische Bewertung der Studie

Für die Weiterführung der Hausarbeit, nimmt die kritische Auseinandersetzung mit der Studie einen wichtigen Stellenplatz ein.

Auch wenn es sich bei der Studie um eine Pilotstudie mit Tieren handelt, wurde bei der Wahl des Studiendesigns darauf geachtet, den Kriterien einer randomisiert kontrollierten Studie zu entsprechen.

Im Originaltext der Studie wird beschrieben, dass es sich bei der Auswahl der Tiere um eine zufällig zusammengesetzte Gruppe von Schweinen handelt, die von dem örtlichen Tierzüchter zur Verfügung gestellt wurden: „The pigs were investigated in random order according to availability from the animal breeder"[38]. Obwohl es sich bei einer Gesamtzahl von 16 Tieren, anders als es in randomisiert kontrollierten Studien (RCT) normalerweise der Fall ist, um eine kleinere Gruppe handelt, wurde darauf geachtet, dass sich in der Interventionsgruppe (MHS) alle Tiere mit einer genetischen Prädisposition für die Triggersubstanzen befanden.

Der zuletzt genannte Punkt könnte jedoch auch als Negativpunkt gewertet werden, da eine RCT im Regelfall von einer komplett zufälligen Einteilung der „Probanden" in die Gruppen lebt.[39]

Da jedoch die genetische Prädisposition für ein gesichertes Studienergebnis im Vordergrund stand, wurde nur bei der Auswahl der Gesamtgruppe auf eine Randomisierung geachtet.

[36]vgl.: Johannsen S; Türkmeneli I; Isbary S; Roewer N; Schuster F (2018): Ultrasound Elastography for Rapid, Real-time Detection of Localized Muscular Reaction in Malignant Hyperthermia-susceptible Pigs, doi: 10.1097/ALN.0000000000002424
[37]vgl.: Ebd.
[38]s.: Ebd.
[39]vgl.: M. Marquardt et al. (2018) : Randomisiert kontrollierte Studie: https://flexikon.doccheck.com/de/Randomisierte_kontrollierte_Studie, abgerufen am 25.06.2018

Weiter kam es zu keiner genaueren Auswahl der Tiere im Vorhinein, was die Übertragbarkeit der Studienergebnisse nicht nur auf eine bestimmte Gruppe von Tieren (oder im übertragenen Sinne „von Menschen") beschränken würde.

Bei der Dokumentation der Forschungsergebnisse wurde darauf geachtet, alle Ergebnisse des Experiments aufzulisten und kritisch über Fehlschläge wie fehlerhafte oder fehlende Messdaten zu berichten. Diese „Fehlschläge" der Pilotstudie wurden später als Verbesserungsvorschläge für nachfolgende Studien zu diesem Themengebiet genutzt.

Beim Lesen der Studie ergibt sich dem Leser ein sinniges, gut strukturiertes und durchdachtes Bild des Versuchsaufbaus, welches aufgrund einer detaillierten Studienbeschreibung mögliche „Prüfstudien" zulässt und eine gute Reproduzierbarkeit gewährleistet.

Als Vulnerabilität hingegen sei die, wie bereits erwähnt, unzureichende Anzahl an Versuchstieren zu kritisieren, da sich die Ergebnisse für eine hundertprozentige Beantwortung der Forschungsfrage nur erschwert darlegen lassen, jedoch in nachfolgenden Studien mit hoher Wahrscheinlichkeit verbessert werden könnten.

Alle gemessenen Endpunkte der Parameter sind geeignet, um den Nutzen der untersuchten Handlung zu zeigen: Messung der biometrischen Parameter (Vitalparameter, Gewicht, metabolische Parameter) sowie der Ausschluss von Wechselwirkungen der Triggersubstanzen oder Narkosemittel mit den Messergebnissen.

5. Diskussion – Ultraschall-Elastographie als neue wegweisende Methodik der MH-Diagnostik?

Es folgt ein Vergleich zwischen der bislang gängigen IVKT-Methode und der neuen USE-Methode mit Diskussion der jeweiligen Vor- und Nachteile.

Weiterhin gilt die Fragestellung, ob es sich bei der USE potentiell um ein Verfahren handelt, dass sich möglicherweise in Zukunft gegenüber dem gängigen Goldstandard durchsetzen wird.

Als erster Vorteil der neuen USE-Methode, im Rahmen der MH-Diagnostik, bietet sich die enorme Zeitersparnis gegenüber der bislang angewandten Methode.

Bei der USE könnte innerhalb weniger Minuten - angesetzt wurden etwa fünf Minuten bis zum Erlangen eines brauchbaren Ergebnisses - eine Diagnose gestellt werden.

Dem gegenübergestellt steht der IVKT, bei dem zunächst eine kleine Operation zur Dissektion des Muskelbiopstates, anschließend der Weg zum Labor und dort eine Zugabe von Halothan und Koffein (s. Kapitel 3.4.) für weitere Untersuchungen erforderlich sind.

Aus dem Nachteil des IVKTs bezüglich seines Zeitaufwandes ergibt sich der nächste Nachteil: Seine Invasivität.

Um an eine Muskelprobe zu gelangen, muss sich der Patient zunächst ‚unter das Messer des Chirurgen' begeben und wird so möglichen OP-Komplikationen, wie bspw. der Infektion, Narkosekomplikationen oder weiteren gängigen OP-Risiken ausgesetzt.

Bei der USE hingegen würde - so die Theorie - es ausreichen, wenn eine fachlich spezialisierte Person mit dem transportablen USE-Gerät am Bett des Patienten oder auf ambulantem Wege mit Hilfe der physikalischen Scherwellen eine gesicherte Diagnose stellt.

Eine gesicherte Diagnose mittels USE ist zum jetzigen Zeitpunkt jedoch nur eine Theorie. Sollte sich die USE als etabliertes Verfahren durchsetzen, bestünde nach wie vor die Frage nach der Ausbildung des bedienenden Personals.

Da es sich bei der USE um eine untersucherabhängige Technik handelt, würde sich hier eine potenzielle Gefahrenquelle, bspw. das Übersehen von möglichen MH-Hinweisen durch mangelnde Routine, bieten - ähnlich wie es bspw. auch im Umgang mit der farbkodierten Dopplersonographie zum heutigen Zeitpunkt der Fall ist.

Eine solche untersucherabhängige Diagnosestellung ist beim Verfahren des IVKTs nicht gegeben.

Der IVKT benötigt im Gegensatz zur USE zwar mehrere Schritte der Diagnosefindung

(s. Kapitel 3.4.), hat sich jedoch im Laufe der Zeit mit seiner enorm hohen Sensitivität und Spezifität durchsetzen können, was ihn noch immer zum Goldstandard der MH-Diagnostik macht.

Schlussfolgernd ist durch seine Anwendung für ein extrem gutes Patientenoutcome in der prophylaktischen Art und Weise gesorgt.

Hinsichtlich der Kostenfrage im Vergleich beider Verfahren, zeigt sich die USE möglicherweise im Vorteil.

Da bei der Durchführung des IVKTs nicht nur eine einzelne Handlung zur Diagnostik im Vordergrund steht, summieren sich die notwendigen Untersuchungsschritte bis zu einem brauchbaren Ergebnis[40], was die USE mit seiner jetzigen Idee klar in den Vordergrund rücken lässt.

Aufgrund fehlender Angaben zum Zeitpunkt der Erstellung dieser Hausarbeit bezüglich der anfallenden Kosten einer USE-Diagnostik, beruht die folgende Aussage auf Spekulationen: Die Anschaffung eines USE-Gerätes sollte einen einmalig höheren Betrag in Anspruch nehmen, sich im Laufe der Zeit jedoch rentieren, da keine weiteren Anschaffungen von Nöten wären.

Was jedoch noch in Bezug auf die finanziellen Aspekte zu sagen gilt, wäre eine erneute Schulungsverpflichtung der gerätebetreibenden Person.

Im Gegenzug müsste für den nötigen Zeitanspruch möglicherweise mit Personaleinbußen gerechnet werde.

Ein weiterer Vorteil der USE-Methode könnte möglicherweise darin liegen, dass Kliniken oder Praxen, die in ein solches Verfahren investieren, mit einer guten Öffentlichkeitswirkung zu rechnen haben, da Patienten nicht erst, wie es bei dem bisherigen Goldstandard des IVKTs der Fall ist, bis zu drei Monate seit einem stattgefundenen MH-Ereignisses[41] warten müssten und auch der Gang zum Chirurgen wegfallen würde.

Als weiterer wichtiger Punkt ist zu erwähnen, dass sowohl bei dem IVKT als auch bei der USE eine gute Patientenvertrauensbildung besteht bzw. bestehen würde, da in der vorausgegangenen Anamnese neben den typischen Erfragungen auch eine ganz konkrete MH-Anamnese erfolgt und so ein weiteres Gefühl von Sicherheit gegeben wird bzw. würde.

Einen weiterer Vorteil bietet der Aspekt, dass bereits evidenzbasierte Verfahren der USE bspw. Untersuchungen von Leber, Brust oder Prostata mit einer hohen Sensitivität und

---

[40]vgl.: P. M. Hopkins et al. (2015): European Malignant Hyperthermia Group guidelines for investigations of malignant hyperthermia susceptibility: the British Journal of Anaesthesia
[41]vgl.: W. Klingler et al. (2016): Maligne Hyperthermie und assoziierte Erkrankungen in der Anästhesie und Intensivmedizin. Stuttgart: Thieme GmbH.

17

Spezifität durchgeführt werden.[42]

Bereits 2015 wurde das Elastographieverfahren auf der Medica – eine der größten internationalen Messen der Medizinbranche[43] - als „(…) eine Technik mit großem Zukunftspotenzial [angesehen,; A.T.], die bei weiterer Entwicklung einen ähnlichen Stellenwert einnehmen kann wie die Doppler-Technik."[44]
Seither konnte die USE sich immer mehr durchsetzen und etablieren.[45]

Die größte Schwierigkeit der USE liegt jedoch in der Tatsache, dass es sich nach wie vor um keine im Klinikalltag durchgesetzte Diagnosetechnik handelt, sie jedoch noch in ihren ‚Kinderschuhen' steckt und es viele weitere Tests und Studien für eine ernsthafte Eingliederung als Standardverfahren benötigt.

---

[42] vgl.: P. Spielberg (2015): Ultraschall-Elastographie auf der Medica 2015: Bereicherung für die Diagnostik. Deutsches Ärzteblatt:
https://www.aerzteblatt.de/archiv/172781/Ultraschall-Elastographie-auf-der-Medica-2015-Bereicherung-fuer-die-Diagnostik. Abgerufen am 26.09.2018.
[43] vgl.: Medica: https://www.medica.de/cgi-bin/md_medica/lib/pub/tt.cgi/Daten_Fakten.html?oid=57824&lang=1&ticket=g_u_e_s_t. Abgerufen am 26.09.2018
[44] s.: P. Spielberg (2015): Ultraschall-Elastographie auf der Medica 2015: Bereicherung für die Diagnostik. Deutsches Ärzteblatt:
https://www.aerzteblatt.de/archiv/172781/Ultraschall-Elastographie-auf-der-Medica-2015-Bereicherung-fuer-die-Diagnostik. Abgerufen am 26.09.2018.
[45] vgl.: Ebd.

6. Fazit

Wie gezeigt werden konnte, handelt es sich bei der Malignen Hyperthermie zwar um eine seltene, und im Alltag der Betroffenen oft nicht bemerkbar machende, aber dennoch nicht zu unterschätzende Erkrankung, die in ihrer fulminantesten Form unbehandelt als letal gilt.

Aufgrund dessen scheint es umso wichtiger, sich Gedanken bezüglich einer frühzeitigen Diagnostik von prädisponierten Personen zu machen, bevor diese in die Kalamität der hyperkatabolen Entgleisungsform kommen.

Da es sich bei der MH um eine autosomal-dominante vererbbare Erkrankung handelt, spielt nicht nur die präoperative Erkennung des Risiko-Patienten eine Rolle, sondern im gleichen Zuge auch die daraus resultierende Dringlichkeit einer Testung von Familienangehörigen.

Auf der Suche nach möglichen Diagnoseverfahren, konnte ich neben der gängigsten Methoden, des IVKTs, der bis zum jetzigen Zeitpunkt als Goldstandard mit einer hohen Sensitivität und Spezifität steht, auch eine Studie entdecken, die sich mit einer nicht-invasiven und schnelleren Diagnosetechnik beschäftigt.

Auch wenn es sich hierbei um eine Pilotstudie handelt, sind die bisherigen Ergebnisse vielversprechend.

Meine anfangs gestellte Arbeitsfrage, ob die Elastographie als sinnvoller Ersatz des IVKTs dienen könnte, lässt sich wie folgt beantworten:

Auch wenn die Idee, vom Schritt der invasiven und zeitaufwendigen In-**Vitro**-Methode hin zur nicht-invasiven und schnelleren In-**Vivo**-Methode einige Opportunitäten aufzeigen kann, wäre zum jetzigen Zeitpunkt der Studienlage, nach Abwägung von Vor- und Nachteilen, die Spekulation einer möglichen Ablöse des etablierten IVKT-Verfahrens durch die USE-Methode nicht sinnvoll.

Hieraus resultierend lässt sich die gestellte Hypothese, dass die USE den IVKT ersetzen wird, weder konkret verifizieren noch falsifizieren, da sich, nach allen gesammelten Hypothesen, das Bild eines möglichen Hybridverfahrens beider Methoden anbieten würde und so die Sicherheit der Patientendiagnostik möglicherweise von der bislang 99 %-igen Sensitivität und 93 %-igen Spezifität (s. Kapitel 3.4.) auf eine einhundertprozentige Sicherheit anheben lassen könnte.

Ob die USE darüber hinaus auch als baldige alleinige Methode etabliert werden kann, wird sich in der Zukunft dieser noch sehr jungen Überlegung zeigen.

7. Literaturverzeichnis

Johannsen S; Türkmeneli I; Isbary S; Roewer N; Schuster F (2018): Ultrasound Elastography for Rapid, Real-time Detection of Localized Muscular Reaction in Malignant Hyperthermia-susceptible Pigs, doi: 10.1097/ALN.0000000000002424

L. Töpfer, T. Helfen, A. Remus (2014): Kurzlehrbuch Anästhesie, Intensivmedizin, Notfallmedizin, Schmerztherapie. München: Elsevier GmbH, 1. Auflage.

M. Marquardt et al. (2018) : Randomisiert kontrollierte Studie: https://flexikon.doccheck.com/de/Randomisierte_kontrollierte_Studie, abgerufen am 25.06.2018

Medica: https://www.medica.de/cgi-bin/md_medica/lib/pub/tt.cgi/Daten_Fakten.html?oid=57824&lang=1&ticket=g_u_e_s_t. Abgerufen am 26.09.2018

Miamed Amboss (09.04.2018): Maligne Hyperthermie: https://www.amboss.com/de/library#xid=sg0t92&anker=Z2406861dabf177d5a68e05cf7c391d0d, abgerufen am 20.09.2018

P. M. Hopkins et al. (2015): European Malignant Hyperthermia Group guidelines for investigations of malignant hyperthermia susceptibility: the British Journal of Anaesthesia

P. Spielberg (2015): Ultraschall-Elastographie auf der Medica 2015: Bereicherung für die Diagnostik. Deutsches Ärzteblatt: https://www.aerzteblatt.de/archiv/172781/Ultraschall-Elastographic-auf-der-Medica-2015-Bereicherung-fuer-die-Diagnostik. Abgerufen am 26.09.2018.

Striebel H.W. (2014): Die Anästhesie - Band 1. Stuttgart: Schattauer GmbH, 3. Auflage.

Universitätsklinikum Würzburg: Kontaktdetails: https://www.ukw.de/kontaktdetailseite/name/johannsen-stephan/

W. Klingler et al. (2018): DGAI S1-Leitlinie: Therapie der malignen Hyperthermie – Revidierte Version. Aktiv Druck und Verlag GmbH.

W. Klingler et al. (2016): Maligne Hyperthermie und assoziierte Erkrankungen in der Anästhesie und Intensivmedizin. Stuttgart: Thieme GmbH.

BEI GRIN MACHT SICH IHR WISSEN BEZAHLT

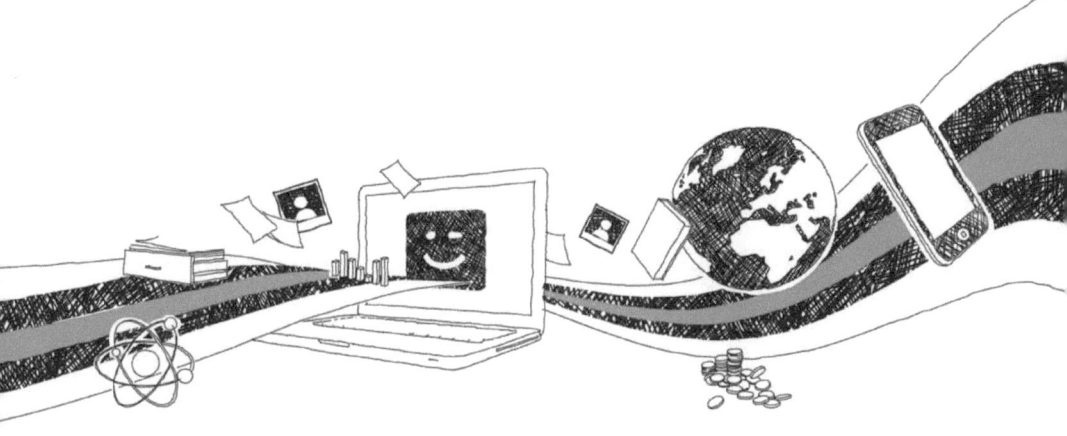

- Wir veröffentlichen Ihre Hausarbeit,
  Bachelor- und Masterarbeit

- Ihr eigenes eBook und Buch -
  weltweit in allen wichtigen Shops

- Verdienen Sie an jedem Verkauf

Jetzt bei www.GRIN.com hochladen
und kostenlos publizieren

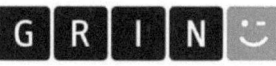